AF582396

Travail fait au laboratoire de Thérapeutique

Directeur : M. Prof. MAYOR.

Explication de la Syncope primitive

dans la Chloroformisation

par

Issailovitch - Duscian

Pharmacien diplômé, bachelier ès sciences naturelles

TRAVAIL PRÉSENTÉ A LA FACULTÉ

POUR

OBTENIR LE GRADE DE DOCTEUR EN MÉDECINE

GENÈVE

IMPRIMERIE CH. ZOELLNER, RUE DU MONT-BLANC, 3

1904

Thèse No 45

La Faculté de Médecine autorise l'impression de la présente thèse, sans prétendre par là émettre d'opinion sur les propositions qui y sont énoncées.

Le Doyen.

Dr A. ETERNOD,
Professeur.

GENÈVE, le 9 Juillet 1904.

A ma mère,

Vous avez été tout pour moi; je vous dois la vie, de l'intelligence et du cœur : à vous seule appartient cette dernière épreuve de mes études médicales.

A mon frère Jean,

Hommage de ma sincère gratitude pour tout le dévouement qu'il n'a jamais cessé de me témoigner depuis mon enfance.

Ces recherches ont été effectuées au Laboratoire de Thérapeuthique de M. le professeur A. Mayor.

Je me permets de lui exprimer ici toute ma reconnaissance pour les utiles conseils dont il m'a entouré pendant la durée de mon travail, et je le prie d'en accepter l'hommage sincère.

Exposé et Partie historique.

I.

La syncope primitive, c'est-à-dire l'arrêt brusque du cœur dès les premières inhalations se manifeste assez souvent, ainsi qu'on le sait, dans la pratique de l'anesthésie par le choroforme. Elle est un accident des plus redoutables par la soudaineté de son apparition et surtout par l'impossibilité dans laquelle nous nous trouvons de la combattre efficacement[1].

Les partisans de l'emploi du chloroforme comme anesthésique général, ont nié la part qui lui revient dans l'étiologie des accidents auxquels il expose et leur ont attribué des causes plus ou moins plausibles. Au fond comme le disait très bien Comte[1] : Tout cas de mort qui survient dans l'éthérisation est mis à la charge de l'éther, tandis que pour les décès par le chloroforme, on cherche toujours une autre cause pour expliquer l'issue fatale.

Parmi les causes invoquées, nous citerons *l'émotion morale*. Indubitablement, l'émotivité joue un certain rôle. Nous n'en voulons pour preuve que les cas

[1] Théoriquement, on pourrait sauver le malade en pratiquant le massage du cœur ; mais la gravité d'une pareille intervention chirurgicale n'échappe à personne et du reste, dans la pratique, la survie des patients chez lesquels elle a été pratiquée n'a pas dépassé douze heures.

[1] Dr J. Comte. Ether et chloroforme. Revue médicale de la Suisse romande. 20 fév. 1890.

suivants devenus classiques: Dupuytren vit un enfant tomber comme foudroyé — il n'était pas alors question d'anesthésie — au moment où il traçait avec l'ongle la ligne d'incision. Un dentiste, voulant faire l'extraction d'une dent, met devant le nez de sa cliente une lampe à ventouser sans trace de chloroforme et au moment d'introduire le davier dans la bouche, il voit sa cliente mourir d'une syncope.

On ne peut donc pas nier que quelques-uns des cas de mort par le chloroforme, ne soient produits ainsi indépendamment de toute action exercée par l'agent anesthésique. Mais comment expliquer le fait qu'on n'ait jamais vu jusqu'ici le malade succomber subitement tout au début de l'éthérisation?

D'autre part, les statistiques nous montrent clairement que la majorité des cas de mort arrivés au cours de l'anesthésie par le chloroforme, sont dus à un arrêt cardiaque.

On voulut, en face des preuves irréfutables de la nocivité du chloroforme, attribuer ces accidents aux impuretés de cet anesthésique. M. Reynaud présenta un travail sur ce sujet en 1882 à l'Académie de Médecine de Paris [1]; mais les chirurgiens furent d'accord pour reconnaître que l'impureté du chloroforme ne peut pas expliquer ces accidents.

Gurlt, de Berlin, disait: « Même le chloroforme le plus pur ne met pas à l'abri du danger de mort par arrêt du cœur » [2].

M. Bonnafont [3] présenta de son côté deux cas qui

[1] Bulletin de l'Académie de Médecine de Paris. Février 1882.

[2] Vingt-deuxième congrès de la Société allemande de Chirurgie 1893. Résumé dans la Semaine médicale de 1893.

[3] Bulletin de l'Académie de Médecine de Paris. Mars 1882.

montrent clairement qu'un même chloroforme, pris chez le même pharmacien, employé dans la même journée à quelques minutes d'intervalle produisait chez un malade un accident mortel, tandis que chez un autre il resta inoffensif.

Dès lors, si l'on n'a pu judicieusement imputer ces accidents aux impuretés du chloroforme, doit-on, comme on l'a fait, les attribuer à une *administration défectueuse* de l'anesthésique.

Sédillot avait dit : *Le chloroforme bien administré ne tue jamais*. Tillaux remarqua que le nombre d'accidents augmentait au mois de janvier ; or le mois de janvier correspondait avec le remaniement du personnel des hôpitaux de Paris. Les jeunes internes ne sachant pas au début manier le chloroforme, il en résultait cette recrudescence dans le nombre des accidents.

Pour obvier à cet inconvénient, chaque chirurgien proposa sa méthode particulière qui, chose curieuse, n'était excellente qu'entre ses mains. Au reste, ces divers procédés techniques partaient de principes quelconques.

1. Clower, par exemple, proposa de donner des mélanges titrés, composés de telle façon que le patient respirait au début un mélange de 1 ½ % d'air et du chloroforme. Mais il eut de 1867 à 1874, cinq cas de mort.

P. Bert introduisit en France cette méthode des mélanges titrés et créa sa théorie de *zone maniable*.

2. M. de Saint-Germain, pensant que les mauvais résultats obtenus provenaient d'une introduction trop faible de chloroforme, proposa de donner des doses massives.

3. Gosselin, au contraire, proposa de ne donner que deux grammes de chloroforme à la fois et par intermittence. Il formula presque une loi mathématique. Selon lui, on obtient l'anesthésie après 141 inspirations, dont 113 avec le chloroforme et 28 avec l'air pur. M. Gosselin n'a observé aucun accident à issue fatale. Trélat avec ce même procédé eut au contraire des accidents. Léon Lefort trouva même que la dose de deux grammes donnée au début était trop forte, car sur 192 observations, de mort par le chloroforme, si l'on constata 99 cas de mort pendant l'anesthésie, dans 93 cas, lorsque l'accident survint, l'anesthésie n'avait pas encore été obtenue et la quantité de chloroforme employée était inférieure à un gramme.

4. Léon Labbé recommanda alors d'administrer le chloroforme à des doses infiniment petites, introduites de façon continue sans la moindre intermittence, procédé qui est actuellement plus ou moins en vigueur.

5. Pour éviter l'action novice du chloroforme, on proposa aussi d'atténuer son influence sur le cœur par une injection préalable de morphine avec ou sans atropine ou de morphine et spartéine.

Mais les accidents continuent à se produire quand même.

D'autre part, les physiologistes, à la suite de Schiff, expliquèrent en partie le mécanisme des accidents dus au chloroforme; malgré cela, un grand nombre de chirurgiens ne voulurent point y renoncer pour employer un anesthésique moins dangereux, comme l'éther par exemple. Ils continuèrent à utiliser le chloroforme se rassurant par ces paroles de Chassaignac: « Il n'y a guère plus de danger à respirer du chloroforme qu'à monter en chemin de fer et pourtant quel est l'homme de notre époque qui se préoccupe de ce dernier péril. »

Les physiologistes, comme nous l'avons dit plus haut, tentèrent de donner une explication des accidents et de démontrer la nocivité du chloroforme, tâchant ainsi d'indiquer une fois pour toutes à quel anesthésique il faut donner la préférence. Ils eurent recours dans ce but à l'expérimentation, car « seule, la méthode qui consiste à analyser les faits cliniques en s'appuyant sur les faits expérimentaux et réciproquement, pourra faire cesser cette querelle, toujours renaissante, au sujet des mérites respectifs de l'éther et du chloroforme.[1] »

Nous examinerons les tentatives faites dans ce but par les physiologistes, dans la deuxième partie de ce travail, avant d'aborder nos observations personnelles.

II.

Au point de vue de la manière dont tue le chloroforme, les physiologistes se divisent en deux camps : les uns admettent que l'accident mortel survenant dans le cours de la chloroformisation est dû à l'arrêt de la respiration ; d'autres l'attribuent à l'arrêt du cœur.

A) Arloing, parmi les premiers, publia en 1877 un travail très détaillé sur l'action du chloroforme, du chloral et de l'éther[2]. Il arriva à ces conclusions : « Le chloroforme a une action novice sur le centre

[1] A. Mayor. Considérations sur l'anesthésie par l'éther et le chloroforme. La Presse médicale. Janvier 1904.

[2] S. Arloing. Recherches expérimentales comparatives sur l'action du chloroforme, du chloral et de l'éther. These de Paris 1879.

respiratoire : la suppression de la respiration précède la mort du cœur de deux minutes environ. »

Dix ans plus tard, en 1889, le gouvernement du Nizam dans l'Inde proposait un prix de 25,000 francs à l'effet de savoir dans quelles conditions on peut administrer sans danger les substances anesthésiques. Une commission de savants arriva aux mêmes conclusions qu'Arloing.

Ed. Laurie, Lander-Brunton, Bumford et Rustomiji-Hakun firent partie de cette commission. Ils expérimentèrent sur 171 chiens et 26 singes. Leurs conclusions furent que le cœur s'arrête plus ou moins longtemps après la respiration, dans les proportions suivantes :

		CHIENS	SINGES
Après	1 minute	1 fois	0 fois
»	2 minutes	10 »	2 »
»	3 »	45 »	8 »
»	4 »	53 »	4 »
»	5 »	32 »	2 »
»	6 »	15 »	2 »
»	7 »	8 »	1 »
»	8 »	3 »	2 »
»	9 »	2 »	2 »
»	10 »	2 »	1 »
»	11 »	1 »	1 »

Il semble résulter de ces observations qu'il faut trois à quatre minutes environ pour que, dans la chloroformation après l'arrêt des mouvements respiratoires, le cœur s'arrête à son tour.

B) Mais ce n'est pas l'opinion de l'autre camp de physiologistes. En 1871, Schiff, dans une communication faite à la Société de médecine de Florence, écrivait[1] : Sous l'action du chloroforme, la paralysie respiratoire ne précède pas la paralysie vasculaire. Le chloroforme produit une paralysie de la circulation, avec une stase dans les vaisseaux et un abaissement de la pression.

En pareil cas, quand la paralysie vasculaire est très avancée et dure depuis un temps donné, souvent inférieur à une demi-minute, la respiration artificielle est insuffisante, la diminution de la pression sanguine ne permettant plus l'échange gazeux.

Sous l'action du chloroforme, on n'arrive pas toujours à ranimer l'animal, même alors que la respiration n'a pas complètement cessé. Parfois, dans ce dernier cas, on réussit à obtenir un mouvement respiratoire automatique, mais la respiration s'arrête bientôt et l'animal meurt. » Schiff énonça le premier ce fait : *le chloroforme tue par le cœur.*

Scheinesen, un peu plus tard, a trouvé de même chez des lapins une atténuation de la force du cœur de 27 à 30 % sous l'influence du chloroforme.

Vierord a constaté chez les chiens un abaissement allant jusqu'au tiers de la pression artérielle normale[2].

Ch. Richet[3] dit : Ce n'est pas par l'arrêt respiratoire que les animaux et l'homme meurent dans l'anesthésie par le chloroforme, car il n'est pas encore prouvé que par une respiration artificielle, on ait pu sauver un animal ou un malade quand le cœur s'est arrêté depuis une à deux minutes après la respi-

[1] M. Schiff. Recueil de Mémoires physiologiques. 1896, t. III.

[2] Travail cité par Comte dans sa thèse : *Ether et chloroforme.* Dissertation de Genève 1882.

[3] Dictionnaire de Physiologie. L'article : Anesthésie.

ration. Il est possible qu'une forte dose de chloroforme introduite dans le sang agisse sur le bulbe; mais le même chloroforme agit plus fortement sur le cœur et pour ce fait la respiration artificielle ne peut y remédier. »

Dans la majorité des cas, le malade ne meurt pas par arrêt respiratoire, mais par syncope cardiaque, c'est un fait clinique démontré, comme dans les laboratoires c'est un fait connu que le chloroforme tue les animaux en expérience par arrêt du cœur, fait qui l'a fait abandonner dans presque tous les laboratoires.

Il est vrai qu'on peut, quand on le veut, obtenir expérimentalement la mort rapide des chiens dès les premières respirations du chloroforme. Il suffit de leur donner *une très forte dose en inhalation*. Après une courte période d'agitation, la respiration s'arrête, l'animal meurt. Mais cette mort n'est pas de l'asphyxie, car malgré la respiration artificielle vigoureuse et prolongée, il est impossible de faire revenir le cœur.

De même en injectant un demi cc. de chloroforme dans la veine auriculaire du lapin, on amène immédiatement la mort, le cœur s'arrête subitement. La même chose arrivera au chien avec une injection veineuse du chloroforme.

Les faits sont assez clairs, le chloroforme tue par le cœur, comme le disait Schiff.

Un travail fait à l'Institut toxicologique de Berne, sous la direction d'Emert, montre aussi la nocivité du chloroforme.

Par une série d'expériences [1] faites sur les grenouil-

[1] Cheynski. Action du chloroforme. Thèse de Paris 1896.

les, on chercha à voir à quel moment s'arrêtait le cœur et la respiration sous l'influence du chloroforme et de l'éther. On mettait des grenouilles, dont le cœur et les poumons étaient à nu, sous une cloche de verre. On comptait le nombre de battements du cœur et celui de la respiration. Ensuite, on plaçait une petite éponge imbibée avec quelques gouttes de chloroforme et on observait son action sur le cœur et sur les poumons.

On en conclut que le chloroforme a une action énergique sur le cœur, il l'arrête en 12 à 19 minutes.

Ce travail était fait dans le but de comparer l'action de l'éther à celle du chloroforme. Or, dans les mêmes conditions, le cœur n'est arrêté par l'éther qu'après 37 à 48 minutes.

De tout ce qui précède, on peut conclure que le chloroforme a une action nocive sur le cœur, que c'est à lui qu'on doit la syncope mortelle. Mais comment se produit cette syncope? Quel est son mécanisme?

Deux opinions prédominent: une qui explique ce mécanisme par une action réflexe, due à l'irritation des nerfs sensibles sur le cœur, l'autre qui admet l'action nocive du chloroforme sur la fibre cardiaque elle-même.

« Il est certain, disait Vulpian[1], dans une communication orale à l'Académie de Médecine, que, chez les animaux comme chez l'homme, on peut constater, dès les premières inspirations des vapeurs de chloroforme, des accidents graves ou même mortels par arrêt de la respiration, accidents qui s'expliquent très simplement par l'enseignement de l'expérimentation. On sait, en effet, depuis les expériences de

[1] Bulletin de l'Académie de Médecine 1882, p. 319.

Rosenthal, que chez l'animal sain, lorsqu'on électrise, que l'on pince, que l'on excite en un mot par un moyen quelconque l'extrémité céphalique des nerfs laryngés supérieurs, on observe un arrêt plus ou moins prolongé de la respiration.

Cette syncope est due à l'influence inhibitoire que l'excitation des extrémités périphériques des nerfs laryngés supérieurs exerce sur l'activité du centre respiratoire. Ces extrémités nerveuses sont irritées dans la muqueuse du larynx par les vapeurs du chloroforme. Le même effet se manifeste lorsqu'on excite tout autre nerf qui anime les parties supérieures des voies respiratoires; lorsqu'on badigeonne, par exemple, l'intérieur des narines à l'aide d'un pinceau imbibé de chloroforme. »

Et plus loin :

« Les accidents au cours de l'anesthésie, lorsqu'ils se produisent chez les animaux, se présentent sous deux formes : 1° par arrêt du cœur ou syncope cardiaque ; 2° par arrêt de la respiration ou syncope respiratoire. Pour comprendre ces phénomènes, il faut comprendre comment le chloroforme agit ; il n'entre pas dans l'organisme avec une prédilection spéciale pour tel ou tel élément : il attaque les nerfs, les glandes, les tissus et il fait la même chose pour le système nerveux, attaquant tout à la fois le cerveau, cervelet, bulbe, moelle. Mais ce qui distingue le centre respiratoire bulbaire, c'est qu'il possède une résistance considérable à l'action du chloroforme ; il surnage pendant un temps plus ou moins long au milieu du naufrage des autres parties des centres nerveux. Le centre respiratoire possède une résistance considérable à l'action du chloroforme, mais il est touché comme les autres centres nerveux; il n'est pas intact et, dès les premières inspirations, ses aptitudes fonctionnelles sont sans doute déjà modifiées légèrement.

Lorsque l'anesthésie est complète, le centre respiratoire bulbaire a perdu une partie de son énergie normale, de son élasticité fonctionnelle.

Voici comme on le prouve : Sur un chien non chloroformisé on met à nu le nerf pneumo-gastrique et après l'avoir coupé, on excite son extrémité céphalique à l'aide d'un fort courant d'induction (on sait depuis longtemps, depuis les expériences de Traube, 1847, que l'on détermine ainsi un arrêt de la respiration ; puis, si l'on continue la faradisation, la respiration reprend comme si on ne faisait rien à l'animal. Il faut, pour obtenir une nouvelle suspension des mouvements respiratoires, le laisser reposer en cessant pendant quelques instants l'électrisation, pour la reprendre à nouveau.

Mais chez un chien plongé dans le sommeil anesthésique, soit par le chloroforme, soit par les injections intra-veineuses de chloral hydraté, il est loin d'en être de même. La faradisation de l'extrémité céphalique du pneumo-gastrique arrête alors en général la respiration plus facilement que chez l'animal non anesthésié ; et il n'est pas rare, surtout chez les animaux chloralisés que les mouvements respiratoires, une fois arrêtés, ne reprennent pas spontanément, même si l'on ne continue pas la faradisation : si l'on abandonne l'animal à lui-même, il succombe à la syncope respiratoire ainsi produite. Il ressort évidemment de cette différence des effets de la faradisation des extrémités supérieures des nerfs, pratiquée sur les animaux non anesthésiés et sur les animaux anesthésiés, que chez ces derniers le bulbe n'est pas intact, qu'il n'est pas dans son état normal.

Reproduisons maintenant cette expérience sur l'extrémité périphérique du pneumo-gastrique : chez un animal non anesthésié — les frères Weber en 1845 l'ont montré — on produit aussi l'arrêt du cœur en diastole, et, si l'on continue la faradisation, au bout d'une demi-minute ou d'une minute, le cœur se remet à battre et il faut suspendre l'électrisation pendant quelques instants, si l'on veut provoquer, à l'aide du même moyen, un nouvel arrêt du cœur. Sur un animal chloralisé, l'électrisation arrête également les mouvements du cœur, plus facilement même que sur l'animal non anesthésié ; mais il arrive, si la chloralisation est profonde que le cœur ne reprenne pas ses mouvements ; il est paralysé d'une façon définitive, l'animal est mort par syncope cardiaque. Il en serait de même chez un chien très profondément chloroformisé.

Ainsi, non seulement le chloroforme agirait sur les cellules du centre respiratoire, mais aussi sur les cellules des ganglions sympathiques moteurs du cœur. Cela démontre avec évidence que, dans la chloroformisation, les centres respiratoire et cardiaque ne sont pas dans leur état normal.

« Qu'arrive-t-il dans les cas de chloroformisation malheureuse ? Il arrive que le bulbe rachidien, que les ganglions cardiaques, déjà atteints dès le début par l'influence du chloroforme, achèvent de se paralyser par la continuation de l'influence toxique de l'agent anesthésique et que la goutte d'eau, comme on dit, faisant déborder le vase, la mort se produit soit par arrêt du cœur, soit par arrêt de la respiration.

Il est certain que l'excitation d'un nerf sensible amène un changement notable, soit l'accélération, soit le ralentissement du cœur. Ce ralentissement peut aller jusqu'à la syncope.

Les expériences de Vulpian donnent donc l'explication, au moins partielle, de deux faits :

1° Elles font comprendre l'arrêt brusque de respiration qui peut survenir au début d'une anesthésie et elles l'expliquent par la sensibilité spéciale et connue du laryngé supérieur.

2° Elles éclairent le mécanisme de la mort lorsqu'elle survient non plus *au début*, mais au *cours* de l'anesthésie, celle-ci étant déjà obtenue. Et l'explication qu'elles en donnent s'applique aux cas cliniques dans lesquels l'accident s'est produit, au moment où l'on sectionnait un gros tronc nerveux mixte ou sensitif, ou bien où l'on excitait violemment une région à sensibilité émoussée.

Mais nous le voyons, pour ce qui est du premier groupe d'accidents, ces expériences ne nous font pas comprendre comment la respiration artificielle ne ramène plus le patient à la vie ; et pour le deuxième groupe certains faits restent inexpliqués : nous voulons parler de ceux dans lesquels la mort survient, non plus dans les cas opératoires spéciaux que nous disions tout à l'heure, mais ainsi que le montrent les observations, au moment où le patient faisait quelques larges inspirations et où l'aide venait d'imbiber de nouveau la compresse.

Voyons si les recherches ultérieures nous donneront quelque éclaircissement sur ces deux points.

François Franck[1] a démontré qu'en excitant les voies respiratoires par des substances irritantes : acide acétique, alcool, chloroforme, il produisait des syncopes. « Ces troubles consistent, d'une façon générale, en arrêts prolongés du cœur et en suspension simultanée de la respiration. Ce sont des actes réflexes qui résultent de l'excitation des muqueuses si sensibles des fosses nasales et du larynx ; la section des nerfs trijumeaux et laryngés supprime ces accidents.

Laborde[2], qui s'occupa plus spécialement de cette question publia une série d'observations. Pour lui la syncope primitive est une de ces actions d'arrêt bien connues aujourd'hui, succédant à une excitation périphérique : cette action se passe ici, en l'espèce, dans la sphère du fonctionnement, soit respiratoire, soit cardiaque, soit à la fois de l'un et de l'autre, et elle a pour point de départ une excitation portant sur la surface de la muqueuse nasale ou de la muqueuse pharyngo-laryngée.

En un mot, le mécanisme prochain et complet du phénomène est le suivant : les expansions péririques du nerf nasal et du nerf laryngé supérieur impressionnées (isolément ou simultanément) par les vapeurs de chloroforme, transmettent l'incitation reçue au centre bulbaire, lequel réagit sur le cœur par le noyau cardiaque et les fibres motrices du pneumo-gastrique et sur la mécanique respiratoire par le centre respiratoire et les agents sensitico-moteurs (fibres sen-

[1] Fr. Franck. Etude sur les principaux accidents de la chloroformisation à l'état normal et dans quelques cas pathologiques. Bulletin de l'Académie de Médecine, 1890.

[2] Laborde. Sur l'action physiologique des anesthésiques en général et du chloroforme en particulier. Bulletin de l'Académie de Médecine, 1890

sitives du pneumo-gastrique ou du laryngé supérieur et nerfs moteurs respiratoires): dans l'un comme dans l'autre cas, la résultante est une action modératrice ou une action d'arrêt; et, en raison de la dissociation organique et fonctionnelle du système cardiaque et du système respiratoire, elle peut affecter isolément la première et la seconde; c'est-à-dire que la syncope cardiaque peut être indépendante de la syncope respiratoire; de même qu'elles peuvent être simultanées.

Pour M. Laborde « la syncope primitive n'est pas un fait du chloroforme, mais c'est plutôt un accident extra-anesthésique: il ne dépend pas du chloroforme en tant que substance anesthésique, mais en tant que substance volatile produisant une impression particulière sur les expansions périphériques des nerfs sensibles, au moindre contact. »

Et pour démontrer ce fait, il a fait une preuve négative: en sectionnant chez un lapin le nerf trijumeau dans le crâne il a rendu par ce fait la muqueuse nasale complètement insensible. Procédant dans ces conditions à l'anesthésie, Laborde n'observe aucune modifications dans les mouvements cardiaques ou respiratoires. Donc il conclut: « supprimer la possibilité, le substratum de l'excitation, c'est supprimer du même coup le phénomène et partant le départ ou la cause de l'accident ».

En 1893 Laborde[1] présente, avec M .Guérin, un complément démonstratif aux faits relatés plus haut. Il montre un lapin auquel on a pratiqué la trachéotomie en lui fixant dans l'ouverture trachéale une canule à large embouchure, pour permettre l'intro-

[1] Sem. médicale, 1893, p. 339.

duction facile d'un tube destiné à y amener les vapeurs de chloroforme.

En même temps un pneumo-cardiographe recueille et transmet les mouvements respiratoires et les battements du cœur.

« L'expérience étant ainsi disposée, si on introduit les vapeurs chloroformiques dans la canule trachéale, aucune modification ne se produit du côté du levier transmetteur des mouvements respiratoires et cardiaques; au contraire, lorsqu'on fait passer sous le nez de l'animal l'éponge imbibée de chloroforme, immédiatement il y a un arrêt complet du levier transmetteur; c'est-à-dire un arrêt simultané de la respiration et du cœur. »

Cette expérience démontre clairement la part prépondérante qui revient à la sensibilité nasale dans les accidents chloroformiques primitifs qui sont, on le sait, les plus redoutés du chirurgien. »

Ces derniers travaux nous expliquent clairement une *syncope cardiaque primitive* qui aurait pour origine le nerf trijumeau ou le nerf laryngé. Ils sont le complément de ceux où Vulpian nous expliquait la *syncope respiratoire* primitive.

Mais quand on y réfléchit, les expériences de Franck et de Laborde ne suffisent pas pour faire comprendre l'arrêt cardiaque définitif survenant au début d'une chloroformisation.

Déjà, à la séance de l'Académie de Médecine de Paris en 1890, quand MM. François Franck et Laborde présentèrent leurs travaux, les chirurgiens firent certaines objections :

« Il me semble, dit M. Alphonse Guérin, que si l'on a prouvé l'arrêt du cœur au début de la chloroformisation on est loin d'avoir démontré que c'est le fait d'une simple irritation des filets de la cinquième paire qui se distribuent à la membrane muqueuse des fosses nasales.

« Les physiologistes pourraient cependant emprunter à la pathologie un argument en faveur de cette opinion : il y a une maladie bien connue depuis quelques années, dans laquelle l'inflammation de la membrane muqueuse nasale, et surtout de la partie qui recouvre le cornet inférieur, produit par un réflexe sur le larynx un spasme de la glotte qui simule un accès d'asthme. Ce réflexe est le même qui agit dans la première période de la chloroformisation. Dans ce cas, le spasme de la glotte est bien évidemment le résultat d'une simple irritation. Eh bien ! jamais la nasopharyngite, qui produit cette espèce d'asthme par action réflexe sur le pneumo-gastrique, ne donne lieu à un arrêt du cœur. »

Et plus loin, M. Guérin se demande « si le chloroforme ne produisait l'arrêt du cœur au début de son administration, que par simple irritation, comment expliquer que les gens qui prisent du tabac en poudre et qui en reniflent toute la journée n'ont pas tous le cœur malade ? »

M. Ch. Richet, plus tard, a présenté à peu près la même objection[1] : « Il est certain, dit-il, que l'excitation d'un nerf sensible amène un changement notable, soit l'accélération, soit le ralentissement du cœur. Ce ralentissement peut aller jusqu'à la syncope. Mais, cette syncope réflexe, peut-elle amener la mort ?

D'abord, une excitation réflexe, si forte qu'on la suppose, n'entraîne jamais la mort définitive du cœur.

[1] Dictionnaire de Physiologie, loc cit.

mais seulement une syncope passagère. Pourquoi les excitations produites par le chloroforme entraîneraient-elles la mort plutôt que les excitations directes des nerfs vagues, si cette soi-disant excitation réflexe par la vapeur caustique du chloroforme n'était, au fond, qu'une intoxication de la fibre musculaire cardiaque et des ganglions? Puisque jamais on n'a pu, par l'excitation électrique, même la plus longue et la plus forte, de deux nerfs vagues arrêter définitivement le cœur, nous ne voyons pas pourquoi on donnerait au chloroforme la propriété d'agir plus fortement que les plus énergiques courants d'induction appliqués directement sur le nerf vague.

Au contraire l'excitation des vagues a une action retardatrice sur la mort et leur section ou l'injection d'atropine hâtent la mort, par l'accélération produite sur les mouvements du cœur.

« Pour résumer, conclut M. Charles Richet, je dirai que la cause de la mort au début de la chloroformisation est la syncope cardiaque, et elle n'est pas d'origine réflexe mais produite par l'intoxication du myocarde.

M. le professeur Mayor[1] dit de même: « Je ne veux pas nier l'influence de ce réflexe d'origine nasale; mais il m'avait toujours paru étonnant que le chloroforme fût le seul des corps odorants qui fût capable de déterminer ce réflexe mortel; il fallait bien qu'au réflexe se joignit quelque chose et que le cœur fût, en quelque sorte, prédisposé à s'arrêter. »

Et plus loin: « Mais je crois qu'à côté de la prédisposition indubitable que constitue l'état anxieux du

[1] A. Mayor. Sur l'anesthésie par l'éther et le chloroforme. Presse médicale, 1904 janvier.

malade attendant l'opération, il en existe une autre tout aussi importante : l'action nocive du chloroforme sur le cœur. Cette action est bien connue : ce qui paraît au premier abord invraisemblable, c'est qu'elle puisse se manifester avec une pareille énergie, dès la première bouffée inhalée. Or à ce sujet l'expérience nous éclaire. »

Comme l'expérience de laquelle M. le professeur Mayor veut parler est au fond le sujet propre de notre travail, nous expliquerons dans le chapitre suivant les recherches de notre maître, nos propres expériences et la conclusion à laquelle nous sommes arrivé. Nous ne pouvons passer à cette troisième partie sans faire une conclusion générale :

La syncope primitive est un accident redoutable ; son mécanisme est assez inconnu ; les explications données sont facilement discutables, mais une chose prédomine : c'est que le chloroforme a une action nocive sur le cœur.

« Le chloroforme, dit M. Ch. Richet, amené rapidement par les veines pulmonaires dans le cœur gauche, pénètre dans le myocarde et y produit un empoisonnement soudain. Cela est fort important à noter : car, très probablement, tous les cas de mort subite dans l'anesthésie chirurgicale sont dus uniquement à cette intoxication du myocarde par le chloroforme, poison universel de toute cellule. Cette action primitive s'observe quand on fait des injections intra-veineuse. Avant que la dose toxique arrive dans le système nerveux, le cœur est paralysé, car la dose toxique est arrivée d'emblée dans le cœur.

III.

Après ce qui précède nous arriverons facilement à l'exposition de la théorie de la syncope primitive telle que M. le professeur Mayor l'a énoncée :

« Lorsque, employant des substances très offensives à l'égard du cœur, les sels de potasse par exemple, ou le chloral, on pratique la première injection intra-veineuse d'une façon un peu brusque, il arrive qu'avec des doses insignifiantes de poison, on arrête d'emblée le cœur. Laisse-t-on l'animal à lui-même, il est mort et bien mort. On le ramène à la vie, au contraire, si l'on pratique aussitôt le massage du cœur, soit à travers la cage thoracique intacte, soit après avoir ouvert le thorax et établi la respiration mécanique. Et dès lors il sera facile d'injecter, sans précaution aucune, et cependant sans accident, des doses deux à trois fois plus fortes que celle qui, tout à l'heure, a provoqué la syncope.

« Le cœur supporte donc très mal le premier assaut que lui livrent certains toxiques, pour lui particulièrement délétères. Et tout naturellement, l'impression qu'il en ressent est d'autant plus violente qu'il reçoit plus directement le poison. Or l'inhalation de chloroforme équivaut à l'injection dans le ventricule gauche.

« C'est, me paraît-il, à cette sensibilité fâcheuse de l'appareil intra-cardiaque, qu'est due la fréquence de la syncope au début même de la chloroformisation [1]. »

C'est pour démontrer, par un travail méthodique,

[1] Considérations sur l'anesthésie par l'éther et le chloroforme, par A. Mayor, professeur de thérapeutique à l'Université de Genève. Presse médicale, 1904, janvier.

ce que notre maître a observé au cours des autres recherches sur le chloral et autres substances nocives du cœur, que nous avons entrepris ce travail.

Au fond, nous nous trouvons du même avis que MM. Guérin, Richet ,etc. quand il s'agit de cette notion de la nocivité du chloroforme vis-à-vis du cœur. Mais le point obscur était justement l'explication de cette action du chloroforme se manifestant avec des doses insignifiantes à la première bouffée de l'anesthésique.

Or, l'explication que donne M. Mayor nous permet de comprendre le mécanisme de la syncope primitive: *le cœur est surtout sensible aux premières atteintes.* Une fois le cœur accoutumé, pour ainsi dire, il pourra supporter des doses plus fortes: le danger est au début de l'intervention thérapeutique.

Le cœur réagit sous l'influence des substances nocives à son égard (sels de potasse, chloral, etc.) de même façon qu'il réagira vis-à-vis du chloroforme. Mais il faut, c'est une condition essentielle aussi, *qu'elles soient introduites brusquement.* Le chloroforme, comme les dites substances dans les mêmes conditions, agira identiquement; même en quantité infime, il arrêtera le cœur.

Après deux ou trois minutes, une dose de chloroforme égale à la première, introduite avec le même degré de rapidité, ne produit aucun changement dans les mouvements du cœur. Le cœur s'accoutume à l'anesthésique et pour amener un nouveau trouble il faudra faire agir avec la même brusquerie ou une dose supérieure *ou bien* une dose égale de chloroforme, mais celle-ci introduite sous forme plus concentrée. Cette dernière condition donne, en effet, à comprendre la brusquerie de l'action offensive.

Comment démontrer plus clairement ce mécanisme que par des tracés? Mais comme il est très difficile de régler l'admission d'un gaz dans les veines pulmonaires, et comme rien n'est plus aisé que de fixer le degré de concentration et surtout la vitesse de pénétration d'une solution injectée dans la jugulaire, nous avons utilisé cette dernière méthode pour nos recherches.

Nous avons pris tout d'abord des corps qui ont une action pharmaco-dynamique et toxique superposable à celle du chloroforme, comme le chloral, le dormiol, l'hédonal. Les tracés ainsi obtenus peuvent être comparés en tous points avec ceux qu'on aurait pu avoir avec le chloroforme.

Nous avons cherché à avoir un tracé comparatif fait avec une substance qui, à dose forte, est, comme le chloroforme, un dépresseur cardiaque, mais dont le mode d'action vis-à-vis du cœur paraît différent; et nous nous sommes alors adressé aux sels de potasse.

Et en dernier lieu nous avons pris la pilocarpine qui est un excitant de l'appareil d'arrêt, en nous souvenant de l'expérience faite par Vulpiau; l'excitation de l'extrémité périphérique du pneumo-gastrique au cou. Cette expérience consiste à obtenir un arrêt du cœur en électrisant l'extrémité périphérique du nerf vague. Cette syncope est due à l'influence qu'exerce la branche interne du spinal sur la contraction cardiaque, influence si fréquemment mise en jeu par action réflexe, nous le savons.

Or, la pilocarpine agit sur les extrémités périphériques des nerfs d'arrêt du cœur, comme pourrait le faire l'électricité ou un excitant mécanique quelconque.

Partie expérimentale.

Nos expériences ont été faites sur les lapins. La pression artérielle, ainsi que la contraction cardiaque, était inscrite par l'intermédiaire du kynemografion de Lüdwig.

L'animal étant étendu sur le dos, nous mettions sa carotide en communication avec le manomètre au moyen d'une canule de Franck. Nous obtenions ainsi l'inscription de la pression sanguine intracarotidienne et celle du pouls.

Les injections ont été poussées dans la jugulaire, sauf celles de pilocarpine qui ont été faites dans l'extrémité centrale de l'artère fémorale.

Avant de pratiquer les expériences nous avons laissé l'animal se reposer un instant pour avoir un tracé de la pression à l'état normal et après seulement nous avons fait les injections.

Nous donnons quelques tracés typiques dans le texte de notre travail. De même, nous ferons notre compte rendu sous forme de schéma, inscrivant le numéro de l'injection, la quantitée employée et le titre, l'heure et la rapidité avec laquelle nous avons poussé les injections. A côté, nous résumons les phénomènes observés. Nous avons mesuré la hauteur de la pression quelques secondes avant l'injection, au début, et quelques secondes après, qui correspondent avec le maximum de descente et 10'' à 20'' après cette descente obtenue.

Expériences avec le chloral hydraté.

Première série — Chloral hydraté — 28 mai

3ᵉ inj. — 4 h. 54'   2ᵉ inj. — 4 h. 51'   1ʳᵉ inj. — 4 h. 49'   Chloral

6ᵉ inj. — 5 h. 08'   5ᵉ inj. — 4 h. 58'   4ᵉ inj. — 4 h. 56   Chloral 5 %

A. *Première série*, faite le 28 mai.

Lapin ; poids : 1735 gr.

Nº de l'injection	Heure	Quantité et titre	Durée de l'injection	Observations
1	4.49	**1** cc. à **2** %	2''	La flexion produite dans le tracé des pressions par l'injection est équivalente à 10 mm. de mercure. Le pouls est régulier.
2	4.51	1 cc. à 2 %	2''	La flexion = à 4 mm.
3	4.54	1 cc. à 2 %	2''	La flexion = à 2 mm.
4	4.56	**2** cc. à **5** %	2''	Brusque chute. Flexion = à 20 mm.
5	4.58	2 cc. à 5 %	2''	Flexion = à 4 mm. Le rythme est couplé.
6	5.08	½ cc. à **10** %	2''	Avant l'injection, il y a une élévation de pression ; descente au moment de l'injection. Le pouls redevient régulier.
7	5.10	1 cc. à **10** %	2''	Le pouls est irrégulier de nouveau ; la respiration est pénible.
8	5.12	1 cc. à **10** %	2''	Rien à noter de particulier.
9	5.13	1 cc. à **10** %	2''	Le pouls redevient régulier ; nous injectons. La pression s'élève au lieu de s'abaisser. *(Action excitante.)*

L'expérience a fini à 5 h. 20. L'animal a survécu.

B. *Deuxième série,* faite le 30 mai 1904.

Lapin ; poids : 1600 gr.

No de l'injection	Heure	Quantité et titre	Durée de l'injection	Observations
1	5.20	2 1/2 cc. à 2 %	5"	Le pouls est régulier ; mais au moment de commencer l'injection, il couple. La descente est bien notable après l'injection. Flexion = 10 mm.
2	5.22	2 1/2 cc. à 2 %	5"	Descente moins forte. Flexion = 6 mm.
3	5.24	2 1/2 cc. à 2 %	5"	Rien à noter de particulier.
4	5.26	**1** cc. à **5** %	5"	Rythme couplé. L'injection produit une descente. La pression augmente ensuite.
5	5.28	1 cc. à 5 %	5"	La flexion produite dans le tracé est la même que précédemment.
6	5.31	1/2 cc. à **10** %	5"	Rythme de plus en plus irrégulier. La respiration difficile.
7	5.33	1/2 cc. à **10** %	5"	Rien de remarquable. Tout est semblable à la première injection.
8	5.35	1/2 cc. à **10** %	5"	L'animal, de plus en plus souffrant, succombe.

Deuxième série — Chloral hydraté — 31 juin

9 h. 39' — 3e inj. — 9 h. 38' — 2e inj. — 9 h. 33' — 1re inj. — 9

C. *Troisième série,* 31 juin 1904.

Lapin ; poids : 1520 gr.

1	**9**.31	**1** cc. à **5** %	2"	La flexion produite dans le tracé des pressions par cette injection est équivalente à 26 mm. de Hg.

No de l'injection	Heure	Quantité et titre	Durée de l'injection	Observations
2	9.33	1 cc. à 5 %	2''	La flexion est seulement équivalente à 4 mm. de mercure.
3	9.38	1/2 cc. à **10** %	2''	La flexion = 22 mm. Rythme couplé.
4	9.39	1/2 cc. à 10 %	2''	La flexion est équivalente à 12 mm.; très inférieure à la précédente injection.

L'animal conservé est mort le lendemain.

Expériences avec l'hédonal.

A. *Première série*, le 20 juin 1904.

Lapin; poids: 1450 gr.

1	5.20	1/2 cc. à 1 %	2''	Avant l'injection, le pouls est petit; la pression faible. Nous injectons à l'animal une solution de sérum artificiel. Cela le remet. L'hédonal est introduit après. Avant l'injection, la pression avait remonté. Elle fait une flexion de 36 mm de Hg.
2	5.22	1/2 cc. à 1 %	2''	La flexion = à 6 mm.; donc colossalement différente de la première.
3	5.24	1/2 cc. à 10 %	2''	Pas de flexion.

B. *Deuxième série*, le 22 juin 1904.

Lapin; poids: 1650 gr.

1	4.40	1/2 cc. à 1 %	5''	Pas de réaction. Nous avons injecté trop lentement.
2	4.45	1 cc. à 1 %	2''	Descente légère; le pouls est petit; la pression faible.
3	4.48	1 cc. à 1 %	2''	Pas de réaction.

Expériences avec le dormiol.

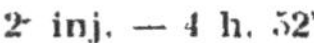

1re inj. — 4 h. 50'

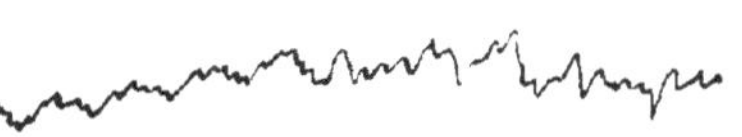

Le 15 juin 1904.
Lapin ; poids : 1560 gr.

No de l'injection	Heure	Quantité et titre	Durée de l'injection	Observations
1	4.50	1 cc. à 2 %	2''	La flexion est = à 20 mm. La pression augmente ensuite.
2	4.52	1 cc. à 2 %	2''	La flexion est = à 16 mm. Il y a donc de nouveau une chute.
3	4.54	1 cc. à 2 %	2''	A la suite de la deuxième injection, la pression a baissé tout le temps. Après la troisième injection, la flexion est égale à 4 mm. de Hg.

Expériences avec le carbonate de potasse.

A. *Première série*, faite le 18 juin 1904.
Lapin ; poids : 1250 gr.

No de l'injection	Heure	Quantité et titre	Durée de l'injection	Observations
1	5.35	1 cc. à 5 %	2''	Chute brusque de la pression ; il faut faire le massage du cœur à travers la cage thoracique pour ranimer l'animal.
2	5.38	1 cc. à 5 %	2''	L'action est moins forte ; mais il y a toujours une longue descente. L'animal ne revient plus après cette injection ; la pression tend à descendre.

Le lapin succombe.

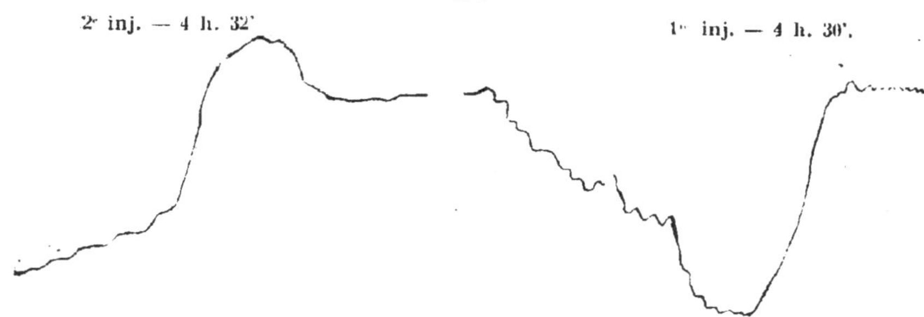

B. *Deuxième série*, faite le 19 juin 1904.

Lapin; poids: 1750 gr.

Vu l'issue fatale qui nous est arrivée dans la précédente séance, nous avons pris une solution plus faible de carbonate de potasse.

1	4.30	1 cc. à 2 %	5"	Menace d'arrêt du cœur La flexion produite dans le tracé des pressions par l'injecteur est équivalente à **58 mm. de Hg.** La pression remonte ensuite.
2	4.32	1 cc. à 2 %	5"	La pression était revenue au point initial. L'injection commence par déterminer une ascension de 62 mm. de Hg (action tonique des faibles doses de potasse); puis, après un court plateau, commence la chute qui n'atteint plus la profondeur de celle produite par la première injection : la dépression est représentée ici par 28 mm. seulement.

Au cours de cette dernière expérience nous avons observé un fait qui se reproduit assez souvent avec les substances de ce genre: à savoir que le cœur accoutumé à l'action dépressive répond plus facilement à l'action excitante primitive.

Expériences avec la pilocarpine.

Nous avons employé du chlorhydrate de pilocarpine. Les injections ont été faites dans l'artère fémorale.

Pilocarpine — 1er juin

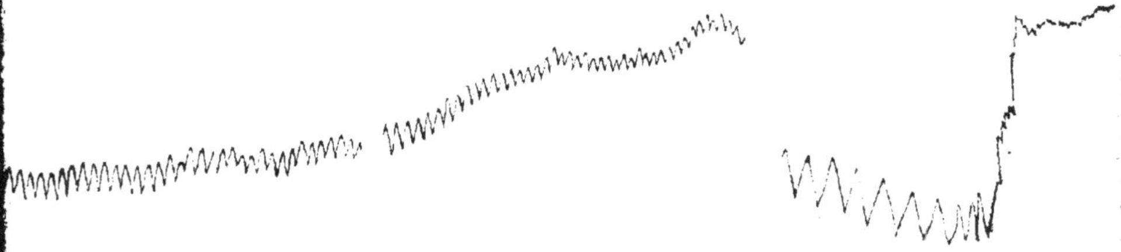

3e inj. — 5 h. 5' 2e inj. — 4 h. 55' 1re — 4 h. 52'

A. *Première série*, faite le 1er juin 1904.

Lapin; poids: 1310 gr.

M. le Dr Thomas avait employé l'animal 20 minutes avant. Il lui avait injecté une solution de teinture d'aubépine. L'animal ne se ressent pas trop de l'action de cette substance, la pression est bonne, le pouls régulier.

No de l'injection	Heure	Quantité et titre	Durée de l'injection	Observations
1	4.52	½ cc. à 1 %	5''	La dépression est brusque. L'ascension se fait ensuite lentement avec des hausses et des baisses continuelles (v. le tracé)
2	4.55	½ cc. à 1 %	5''	Les mouvements respiratoires sont pénibles. Après l'injection, il y a une légère descente, en rien comparable avec celle produite par la première injection.
3	5.5	1 cc. à 2 ½	5''	Flexion insignifiante. Dès lors, la salivation devient très forte; l'animal étouffe, respire très mal. Il a eu en même temps des convulsions.

N° de l'injection	Heure	Quantité et titre	Durée de l'injection	Observations
4	5.7	1 cc. à 2 %	5"	Rien à noter, sauf que le rythme est couplé; la respiration plus pénible; les convulsions se continuent.

L'animal succombe.

Pilocarpine — 13 juin

3ᵉ inj. — 5 h. 48' 2ᵉ inj. — 5 h. 41' 1ʳᵉ inj. — 5 h. 40'

B. *Deuxième série*, du 3 juin 1904.

Lapin; poids: 1395 gr.

Employé au début par M. le Dr Thomas dans le même but: injections de teinture alcoolique d'aubépine.

1	5.40	½ cc. à 1 %	5"	La flexion dans le tracé des pressions est équivalente après la première injection à 18 mm. de mercure.
2	5.41	½ cc. à 2 %	5"	La dépression ne se montre pas. Le pouls est irrégulier.
3	5.48	1 cc. à 2 %	5"	La flexion dans le tracé montre une élévation de 2 mm. de Hg., au lieu d'une descente. Le pouls toujours irrégulier.

Pilocarpine — 10 juin

2ᵉ inj. 5 h. 18' 1ʳᵉ inj. — 5 h. 12'

Troisième série, du 10 juin 1904.

Lapin; poids: 1625 gr.

1	5.12	½ cc. à 1 %	2"	Chute profonde. Pression change ensuite; elle monte.

No de l'injection	Heure	Quantité et titre	Durée de l'injection	Observations
2	5.18	½ cc. à 1 %	2"	Dépression à peine remarquable. Le pouls est couplé.
3	5.25	1cc. à 1 %	2"	Rien à noter. Pas de descente de la pression, même quand nous avons augmenté la dose.

L'animal est fortement agité; il meurt.

Expérience avec la cocaïne — 1er juin.

Le tracé pris avec la cocaïne nous a été prêté par notre collègue, M. Pachantonis, qui l'a obtenu pendant ses recherches. Il est si caractéristique que nous croyons nécessaire de l'ajouter aux nôtres.

La première injection de 5 cc. à 2 % de cocaïne, a donné lieu à une brusque descente de la pression suivie d'une ascension irrégulière. La deuxième injection faite avec la même quantité de cocaïne n'a rien donné, même, nous pouvons dire, qu'elle montre une ascension de la pression. Avec la troisième injection, nous avons de nouveau une chute, mais elle est due au fait que cette injection a été faite avec une solution plus concentrée de cocaïne: 5 %.

Cette expérience, comme les autres, indique que le cœur est sensible aux premières atteintes et que le titre de la solution joue un grand rôle.

A la lecture des observations et à l'examen des tracés reproduits en tête de chaque expérience, on voit bien que le cœur est surtout *sensible aux premières atteintes* de la substance employée et à la *brusquerie de l'injection*: plus le temps de l'injection est court, plus l'action nocive se manifeste.

Mais une fois le cœur accoutumé dès la deuxième injection, et surtout après deux ou trois injections égales aux premières, il ne réagit plus ou réagit très peu.

Mais il n'en est plus de même si l'on change le titre de la solution. Avec l'hydrate de chloral, par exemple, nous avions pris pour les trois premières injections une solution à 2 % (voyez les expériences avec le chloral, première série et le tracé, du 28 mai, page 30). Nous avons eu une flexion de la pression lors de la première injection ; puis, rien ou très peu de chose, lors des suivantes. Nous prenons alors une solution à 5 % dont nous injectons une quantité calculée de façon à ce que le poids de chloral introduit reste le même que tout à l'heure. La masse du liquide injectée ayant diminué de ce fait, la rapidité de la pénétration augmente d'autant: et aussitôt reparaissent les phénomènes de dépression cardiaque.

Le titre de la solution joue donc un rôle indubitable, car dans la première série d'injections nous faisions pénétrer à chaque fois dans la veine *0 gr. 020* de chloral ; dans la deuxième série, *0 gr. 025*, soit une quantité à peine plus forte et cependant les menaces de syncope qui avaient cessé de se produire reparaissent de nouveau par le fait de la concentration du poison.

Mieux encore: dans l'expérience avec la pilocarpine

(troisième série du 10 juin), nous observons qu'avec un demi-centimètre de solution à 1 %, nous avons une menace de syncope à la première injection, et non plus lors de la troisième; bien que, pour celle-ci, nous ayons injecté un centimètre de la même solution, au lieu d'un demi-centimètre.

Le fait que le cœur s'accoutume à l'excitant répété qu'il a reçu est au fond assez naturel. En face de la loi dite des sommations, il existe en physiologie une loi générale en quelque sorte opposée, dont les expériences que nous venons de relater ne sont qu'une forme de démonstration. C'est celle qui veut que vis-à-vis d'excitants répétés et de valeur identique, le système nerveux finisse par réagir de moins en moins puissamment.

En général, la durée et l'effet d'une excitation dépend en premier lieu de la durée et de l'intensité d'action de l'excitant. Après la cessation de l'excitation, ses effets se perdent d'autant plus rapidement que celle-ci était plus courte et plus faible. Pour les excitants faibles et répétés, répétons-le, on constate qu'au bout de quelque temps, il se produit une atténuation, même une cessation de l'effet obtenu, par le fait d'une accoutumance à l'excitant [1].

Sans changer la nature de l'excitant et s'il s'agit d'un excitant d'ordre chimique, sans changer la dose employée, modifions simplement le titre de la dilution sous laquelle nous le faisons agir, l'excitabilité se manifestera de nouveau.

La même chose arrive pour les sensations: nous savons en gros que l'intensité d'une sensation croît

[1] Max Verworn. Traité de Physiologie générale. Paris. Schleicher frères, édit.

avec l'intensité de l'excitant. D'où cette loi : « Pour que la sensation croisse d'une manière appréciable, il faut que l'excitant augmente toujours d'une même fraction de son intensité totale[2] ».

C'est pour cette raison que, dans la règle, les réflexes produits par des excitants successifs, suffisamment distants et de valeur égale, deviennent de moins en moins énergiques.

---

[2] Eléments de Physiologie humaine, par L. Frédéricq et Nuel. Masson, éd., Paris.

Déductions pratiques.

Nous croyons pouvoir tirer de ce travail certaines déductions d'ordre pratique.

Premièrement, nous avons observé en passant un fait qu'il importe de remarquer: c'est l'acion noctive du chloral injecté dans les veines, même à doses infimes. Il est vrai qu'aujourd'hui on ne pense plus à reprendre la méthode d'Oré, pour l'anesthésie générale, c'est-à-dire à utiliser dans ce but les injections intraveineuses de chloral; mais, il y a des cas exceptionnels, l'empoisonnement par la strychnine, par exemple, ou l'on pourrait être tenté, par le souvenir des résultats expérimentaux, de recourir à l'emploi des injections intraveineuses de chloral. Dans nos observations apparait clairement l'extrême sensibilité du cœur aux premières injections de chloral. Il faudrait donc se rappeler: *avec quelle lenteur extrême il convient d'injecter les premiers centimètres cubes de la solution.*

D'autre part, on s'explique parfaitement, avec la théorie que M. le prof. Mayor propose, le mécanisme de la syncope primitive, c'est-à-dire de celle qui survient avant toute anesthésie. La part qui revient aux actes réflexes est moindre que ne l'avait cru Laborde, bien qu'elle puisse n'être pas nulle. Nous ne nions pas que les nerfs sensibles puissent être le départ d'un réflexe portant sur le cœur, mais ce réflexe ne devient si dangereux que parce qu'il a atteint un organe mis en imminence d'arrêt par l'émotion d'abord, puis par l'arrivée, avec la première large inspiration d'une notable quantité d'un poison inaccoutumé. » Ce que notre travail démontre est justement le fait qu'avec des substances superposables en effets au chloroforme (chloral, dormiol, etc.) nous obtenons une tendance à la syncope sans qu'il entre en jeu aucun phénomène rèflexe.

« De temps à autre, chez certains animaux, prédisposés probablement, en place d'une menace de syncope, c'est la syncope elle-même que l'on observe. C'est un fait que M. le prof. Mayor nous a dit avoir observé pendant les séances de démonstration qu'il fait à son cours.

« Ce n'est point, chez tous les lapins, qu'on arrive à arrêter le cœur définitivement. Seuls, certains individus présentent cet accident; et sans qu'il soit possible, jusqu'à présent, de savoir pour quelle raison ils se montrent anormalement sensibles. Ici apparaît donc la prédisposition individuelle, que l'autopsie ou les antécédents expliquent parfois chez l'homme et qui, d'autres fois, reste incompréhensible et dont nous négligeons par trop de tenir compte dans l'interprétation de nos expériences sur l'animal [1].

Parmi les observations de mort par le chloroforme, alors que l'issue fatale s'est produite dès le début de la chloroformisation, il en est une particulièrement que nous tenons à rappeler parce qu'elle se superpose point par point à ce que vient de nous

[1] A. Mayor, loc. cit.

montrer l'expérience sur l'animal. C'est celle apportée à la tribune de l'Académie de Médecine de Paris par M. Léon Lefort [2].

Il avait à opérer un garçon de 14 ans qui avait aux deux mains deux doigts palmés, le médius et l'annulaire. L'opération fut décidée. « Je donnai moi-même, dit M. Lefort, le chloroforme. Au bout de dix minutes au moins, comme l'enfant ne s'endormait pas, qu'il causait volontiers avec nous, et ne faisait que des inspirations incomplètes, je lui dis : Mais respire donc mieux que cela ! L'enfant renifla vivement par le nez, le chloroforme donné sur une compresse ; aussitôt il pâlit et tomba en syncope. »

Tous les moyens employés pour le faire revenir furent vains ; le cœur avait cessé de battre et la respiration artificielle ne pouvait rien y faire.

Ce fait, nous le voyons, cadre très bien avec ce que nous avons observé expérimentalement. Avec des petites doses prises par intermittence, le cœur s'accoutume. Mais si l'on introduit tout à coup une solution d'un titre plus fort, la syncope se produit. L'enfant de Lefort avait subi sans dommage les premières atteintes du chloroforme, les *inspirations incomplètes* qu'il faisait n'amenaient au poumon qu'une faible quantité de chloroforme, dilué dans beaucoup d'air. Mais quand, sous l'ordre du chirurgien, il *renifla vivement par le nez* le chloroforme donné sur une compresse, il fit pénétrer brusquement dans son arbre aérien de l'air atmosphérique chargé d'abondantes vapeurs de chloroforme. Dès lors, ce fut l'introduction brusque dans le cœur gauche d'une solution de chloroforme à titre beaucoup plus élevé, et le petit

[2] Bulletin de l'Académie de Médecine de Paris, 1890.

patient syncopa, comme le fait le lapin quand nous changeons brusquement le titre de la solution de chloral (voir trace nº I).

Nous espérons avoir fait comprendre le mécanisme de la syncope primitive et appuyé par nos observations, les observations faites par M. le prof. Mayor, d'où il a tiré l'explication de l'arrêt du cœur, survenant dans certains cas dès le début de l'administration du chloroforme pratiqué dans un but d'anesthésie générale.

Des faits ainsi acquis, nous pouvons déduire certaines règles à suivre au cas où l'on se verrait obligé d'administrer le chloroforme. Et nous pouvons appuyer par des données expérimentales les conseils de certains chirurgiens qui, excellents en soi, n'ont pas été suivis, justement parce que la preuve de leur valeur se faisait, jusqu'ici, par la voie décevante de la statistique.

La preuve qu'il n'est pas sans intérêt en thérapeutique d'appuyer ses opinions sur des résultats expérimentaux, nous pouvons la trouver dans le domaine de ce que nous étudions aujourd'hui. Dans la question du chloroforme, l'on avait cru condamner la méthode des doses massives d'emblée, préconisée par de Saint-Germain. Et cependant l'an dernier, l'on trouvait dans un article de la « Presse médicale »[1] ce conseil que, pour obtenir une chloroformisation rapide il fallait entre autres *maintenir dès le début la compresse étroitement appliquée sur les narines* et « *ne pas laisser respirer de l'air* ».

Nos expériences démontrent clairement le danger

[1] Presse médicale. Mars 1903

qu'il y a à employer une pareille méthode. Il faut au contraire revenir au procédé de Paul Bert, Labbé, etc., consistant à procéder avec grande douceur, ne laisser pénétrer tout d'abord que de l'air faiblement chargé de chloroforme, pour arriver peu à peu et très lentement à l'inhalation de vapeurs chloroformiques sous une forme de plus en plus concentrée ».

Par ce moyen, l'on a quelque chance d'éviter la syncope chloroformique se produisant dès les premières inspirations.

Mais en outre, ce que nous venons de démontrer en étudiant les effets de changement dans la concentration des solutions injectées, nous explique clairement ces cas de mort survenus soit au début, soit longtemps après le début de la chloroformisation, soit même pendant l'anesthésie, mais indépendamment de toute excitation sensitive.

Ici, il doit s'agir, bien souvent encore, nous le faisions remarquer, d'une concentration accidentelle de vapeurs de chloroforme et de leur pénétration trop brusque dans le poumon. L'aide chargé de la narcose a pour une raison ou pour une autre, inconsciemment réalisé des conditions semblables à celles que nous établissions de propos délibéré, quand, chez nos lapins, nous injections, non plus des solutions faibles, mais des fortes solutions de chloral, par exemple. Dans ces cas plus souvent peut être que le bulbe, c'est le cœur qui se trouve submergé par le poison et qui réagit sur lui, de la façon habituelle.

La conclusion pratique que l'on peut tirer de ces drenières observations est qu'avec le chloroforme il faut surveiller très attentivement la manière dont respire le malade afin d'éviter autant que possible les

www.ingramcontent.com/pod-product-compliance
Lightning Source LLC
LaVergne TN
LVHW050459160826
845677LV00003B/830

* 9 7 8 2 3 2 9 6 5 9 0 3 9 *